NOTICE

SUR LES

EAUX DE SAXON.

NOTICE

SUR LES

EAUX MINÉRALES

DE SAXON;

PAR

M. CLAIVAL,
Docteur en Médecine.

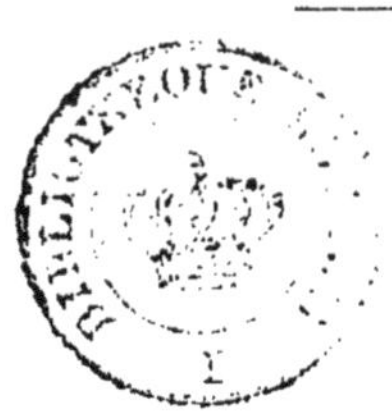

LYON.

IMPRIMERIE DE DUMOULIN, RONET ET SIBUET,
Quai St-Antoine, 33.

1842

AUX LECTEURS.

En publiant cette Notice, j'ai cru remplir un devoir, celui de faire connaître une découverte précieuse, et surtout une spécialité dont l'humanité souffrante aura lieu de s'applaudir. La Providence, toujours inépuisable dans ses moyens, avait mis le remède à côté du mal. En effet, une source avec une propriété antipsorique aussi prononcée, combattant aussi efficacement les scrofules, quel bien ne peut-elle pas faire à une population parmi laquelle ce virus se propage, et prend les formes les plus variées ! Si je puis atteindre mon but d'être utile à mon semblable, c'est tout ce que je désire.

NOTICE

SUR LES

EAUX MINÉRALES

DE SAXON.

Historique.

Si les eaux de Saxon viennent modestement prendre place parmi les agents thérapeutiques, la médecine ne tardera pas à les mettre au rang des moyens précieux qu'elle aura sous la main pour combattre des maux devant lesquels souvent elle se voit forcée d'avouer son insuffisance.

Sortant de la montagne Pierre-à-Voir, qui sépare la vallée du Rhône de celle de Bagnes, tout fait présumer que l'eau de Saxon n'est rien autre que celle qui, du temps des Romains, alimentait les bains célèbres qui ont donné le nom à la vallée de Bagnes.

Elle jaillit à 15 minutes du village de Saxon, à deux lieues de Martigny, sur la grand'route du Simplon, en haut d'une prairie bien arborisée et dominée par une colline variée et pittoresque dont la vue s'étend sur la chaîne des Alpes depuis le col de Balma jusqu'aux montagnes de Louëche.

Les plus anciens habitants de Saxon rapportent qu'on attribuait jadis une vertu magique à cette eau, à cause de quelques guérisons remarquables que plusieurs personnes y avaient trouvées, et qu'on avait coutume de placer de petites croix aux environs de la source en signe de reconnaissance; aussi la nommait-on la Fontaine aux Croix, la Fontaine chaude.

Diverses anecdotes amusantes se mêlent à ce récit et donnent à l'origine de la source un caractère mystique et fabuleux.

Avant les travaux qui furent pratiqués, l'eau ne paraissait que pendant deux mois de l'été, souvent même elle manquait des années entières, et cette intermittence ne contribuait pas peu à établir chez le peuple l'idée de quelque chose de surnaturel.

Ce n'est qu'en **1839** que des guérisons remarquables: de rhumatismes, d'ophthalmies scrofuleuses, de maladies de la peau fixèrent mon attention et provoquèrent les premiers travaux. Des fouilles furent pratiquées jusqu'à 20 pieds de profondeur où l'on trouva le rocher à nu, jetant par une large fissure une source abondante à la température de 26 degrés centigrades. Bientôt des bains provisoires furent établis et fréquentés non par des amateurs mais par des malades qui y vinrent, en désespoir de cause, chercher dans un moyen nouveau quelque soulagement à de vieux maux.

Je profitai de ce concours pour recueillir des matériaux précieux, constater l'action énergique des eaux, asseoir ma conviction et la présenter au public et à mes confrères, appuyée tout entière sur les faits que j'ai observés et suivis. Les résultats m'ont d'autant plus satisfait qu'ils ont été obtenus au milieu de circonstances qui pouvaient empirer les maux au lieu de les combattre. Je veux parler du manque total de soins hygiéniques indispensables dans une cure de bains. Les malades ne pouvaient suivre un régime convenable; ils étaient mal logés et à une grande distance des bains qu'ils fréquentaient à pied deux fois par jour, ainsi exposés en sortant de l'eau à l'action du vent du nord. Aujourd'hui que ces graves inconvénients ont disparu; qu'une pension soignée peut recevoir les baigneurs sur place, que ceux-ci peuvent aller prendre leurs bains sans sortir de la maison, que tous les soins nécessaires seront réunis sur un même point, il est permis d'attendre d'autant plus de succès que rien ne viendra contrarier l'efficacité des eaux dont l'énergie a surmonté les obstacles qui semblaient devoir l'anéantir.

Mon but n'étant point de faire ici un traité sur l'emploi des bains comme agents thérapeutiques, je passerai sous silence les effets généraux de ce genre de médication; je ne parlerai pas d'un grand nombre d'infirmités qui ont été guéries par les eaux de Saxon comme elles l'auraient été ailleurs, voire même par l'usage des bains simples. Je ne veux être qu'un narrateur impartial des cas de maladies franches que j'ai vues et observées, et de ces faits découleront des indications positives pour les médecins qui sont dans le cas d'envoyer leurs malades aux bains.

Emploi des Eaux.

Les eaux de Saxon ont été employées avec succès sous toutes les formes : en boisson, en bains, en douches, en lavements, en injections et en simples lotions.

Dans les maladies de la peau depuis les plus simples jusqu'aux plus rebelles comme la teigne, les obstructions viscérales, les scrofules et les engorgements lymphatiques; les ulcérations scrofuleuses qui ont même revêtu le caractère d'ulcères cancéreux; les ophthalmies scrofuleuses, les caries, les rhumatismes chroniques, les affections utérines et nerveuses, les engorgements du col utérin, la suppression ou l'irrégularité des menstrues, les fleurs blanches, etc.

Si l'étude imparfaite que j'ai pu en faire jusqu'ici ne me permet pas de préciser toutes les indications, elle suffit néanmoins pour annoncer dans les eaux de Saxon une *spécialité*, une propriété *antipsorique*, éminemment *antiscrofuleuse*: de là leur action énergique sur les maladies qui en dérivent.

Il est consolant d'y voir des enfants chétifs, blêmes, chargés de croûtes, d'ulcérations, d'engorgements mésentériques, d'ophthalmies qui vont jusqu'à la corrosion de la cornée, de voir, dis-je, ce cortége de maux s'améliorer de jour en jour, et ces pauvres êtres revivre d'une nouvelle vie.

Action.

Prises sous forme de bains, l'effet qu'elles produisent sur la peau n'est pas toujours le même. Il survient tantôt une éruption rouge, lisse, érysipélateuse sur les membres et le tronc, tantôt des papules ou pustules isolées semblables à la variole et le plus souvent à la gale. J'ai vu des individus psoriques devenir couverts de boutons de gale après une demi-heure de baignée, et accuser ensuite l'eau de leur avoir communiqué cette maladie.

Par la boisson, la sécrétion des urines est augmentée, les évacuations alvines deviennent plus abondantes et la digestion plus active, pourvu qu'il n'existe pas une phlegmasie des voies digestives. Sous l'influence des bains, les ulcères scrofuleux, sanieux, de mauvaise nature, changent bientôt d'aspect: on voit la végétation animale reprendre de l'énergie, le fond de l'ulcère se couvrir d'une belle granulation rouge, et de jour en jour la cicatrisation se former.

Après deux jours de bains et de lotions, les croûtes de la teigne entrent en une suppuration abondante, tombent et laissent à découvert un vaste ulcère. Plus tard il se forme une peau rouge, lisse avec une desquamation farineuse qui diminue à mesure que les cheveux recroissent. En 1840 et 1841, quinze teigneux se sont présentés aux bains de Saxon et tous ont éprouvé une amélioration considérable qui s'est soutenue. Parmi ce nombre deux seuls ont fait une seconde baignée et obtenu leur guérison, ce qui nous prouve l'action curative des eaux sur la teigne après la répétition du remède. Le système utérin n'en éprouve pas moins une modification sensible; les menstrues retardées ou supprimées reparaissent et se régularisent; les fleurs blanches coulent par contre plus abondamment, pour diminuer ensuite successivement.

Propriétés Physiques et Chimiques.

L'eau de Saxon est très-limpide et inodore, cependant les canaux, les bassins où l'eau a séjourné, les linges qui en sont imprégnés laissent échapper une odeur semblable à celle du gaz hydrogène sulfuré. Quant au goût, elle diffère peu de l'eau ordinaire; cependant les uns y trouvent un petit goût d'amertume, et d'autres accusent, après l'avoir bue, un sentiment d'âpreté au gosier.

Les plantes, les légumes exposés aux aspersions de l'eau conservent leur fraîcheur primitive, et les fleurs fanées, et même sèches, reprennent leur vie et leur fraîcheur après avoir séjourné peu de temps dans l'eau.

Dans la source, on observe un dégagement de gaz qui s'élève du fond de l'eau en bulles, et produit un mouvement semblable au bouillonnement : ce gaz se compose d'acide carbonique et hydrosulfurique libre.

D'après M. Vyder, pharmacien à Martigny, les eaux de Saxon contiennent, sur 24 onces d'eau :

Sulfate de chaux. . .	9	17
— de magnésie. .	3	36
— de soude. . .	0	76
Chlorure de sodium. . .	2	05
— de potassium. .	1	24
— de magnésium .	0	06
Carbonate de chaux. . .	0	04
— de magnésie. .	0	10
Nitrate de chaux . . .	0	52
— de soude. . .	0	03
— de magnésie . .	0	07
Trace de fer.	»	»
	17	40 grains

OBSERVATIONS.

Ire Observation. — Adèle Cretton, âgée de 15 ans, était depuis plusieurs années en proie aux scrofules générales qui se manifestaient par l'engorgement et la suppuration des glandes sous-maxillaires, une ophthalmie chronique qui avait son siége principal à l'intérieur des paupières et menaçait d'envahir la cornée de l'œil droit, des dartres humides derrière les oreilles, un point de carie sur l'os zigomatique. Les articulations de la plupart des doigts des mains et des pieds étaient tuméfiées et en état de suppuration. Les parents, quoique sans espoir, me prièrent de lui donner mes soins, et après un an de traitement régulier, l'état général de la malade se trouvait sensiblement amélioré. Cependant plus de progrès depuis six mois, et les eaux de Lavey, dont on fit usage, ne changèrent rien à cet état stationnaire.

La découverte des eaux de Saxon commençait à faire bruit dans le public, plusieurs personnes y prenaient des bains à l'abri de quelques planches, et la jeune Adèle voulut aussi en faire l'essai. De mon côté j'attendais avec impatience le résultat de ce nouveau moyen. Il ne se fit pas long-temps attendre, car, après quelques jours, je vis la suppuration augmenter sur tous les points envahis, les articulations diminuer ensuite de volume, l'ophthalmie se dissiper entièrement, les ulcères blafards changer de nature, laissant apercevoir de belles granulations rouges qui venaient remplir les vides; enfin, tout l'organisme de la jeune personne reprendre une nouvelle vie. Après 25 jours il ne restait de la maladie que trois points de carie dans les doigts dont une nouvelle baignée, l'année suivante, fit entièrement justice. Aujourd'hui Adèle jouit d'une bonne santé.

IIme Observation. — L'enfant Rouillier, âgé de 4 ans, après avoir heureusement traversé la première année de sa vie, passe bientôt dans un état scrofuleux qui fait de tels progrès que l'enfant est regardé comme perdu. Les glandes du cou s'enflamment et suppurent, la tête est couverte de croûtes, les articulations se nouent, et les yeux sont bientôt envahis par une blépharophthalmie intense. Lorsqu'il fut possible d'ouvrir les paupières on vit que les cornées étaient le siége d'ulcérations qui menaçaient de détruire entièrement la vue. L'enfant ne pouvait nullement supporter la lumière, il était constamment appuyé sur les yeux. Après ce que j'avais vu des eaux de Saxon, je n'hésitai pas à les conseiller pour la petite malade. On les administra sous forme de bains, deux fois par jour, en boisson, et en lotions sur les yeux. En moins de dix jours l'amélioration fut sensible et il fut permis d'espérer. La tête, après une abondante suppuration, devint propre et couverte de cheveux, les ulcérations du cou se cicatrisèrent. L'ophthalmie purulente diminua tous les jours et l'enfant put bientôt supporter l'impression de la lumière. Les taics s'effacèrent insensiblement, de manière qu'après un mois de traitement on voyait à peine quelques traces de cette effrayante maladie. Les personnes qui avaient vu l'enfant auparavant, n'en croyaient ensuite pas à leurs yeux. Cette belle cure fut terminée par une seconde baignée, et aujourd'hui l'enfant jouit d'une bonne santé et d'une bonne vue.

IIIme Observation. — Marie Krauss, âgé de 16 ans, scrofuleuse, était atteinte d'un ulcère rongeant qui avait en partie détruit les deux ailes du nez. Une ophthalmie de même nature avait fait de tels ravages qu'elle voyait à peine pour se conduire: l'œil gauche ne distinguait pas les couleurs. Le médecin de la malade, qui lui avait fait prendre les bains de Louëche sans résultat, traitait enfin l'ulcère comme un véritable cancer. C'est dans cet état que je la vis arriver aux eaux de Saxon. Huit jours de bains et de lotions suffirent pour me prouver l'effet salutaire des eaux. L'ulcère qui jusque-là faisait des progrès sensibles, s'arrêta pour se couvrir d'un gras de bonne nature et de bourgeons qui pullulaient au fond de l'ulcère. La vue s'améliora de jour en jour, au point qu'après 25 jours de traitement la malade put lire facilement avec l'œil gauche. Il y a tout lieu d'espérer que ce moyen répété continuera l'amélioration de cette fille que chacun regardait comme perdue.

IVme Observation. — François Cochard, 43 ans, est arrivé aux bains dans l'état suivant: carie de la clavicule droite avec gonflement considérable et suppuration abondante. Le malade ne peut faire usage du bras droit à cause de la raideur de l'articulation de l'épaule jointe à une douleur continue qui se fait sentir tout le long du membre. Après 15 jours de bains pris régulièrement deux fois par jour, une esquille se détache de la clavicule, et la plaie marcha rapidement vers la cicatrisation qui fut achevée en moins d'un mois. L'articulation reprit ses mouvements, la douleur disparut, et Cochard rentra chez lui, délivré d'un mal qu'il avait soigné sans succès depuis deux ans.

Vme Observation. — Joseph Michelet, 17 ans, eut à l'âge de trois ans une tumeur blanche à l'un et à l'autre genou successivement. Il s'en suivit une rétraction considérable des muscles qui empêcha les mouvements tandis que les jambes se fléchirent sur les cuisses. Michelet fut traité sans succès avec des onguents et des emplâtres. Les parents, désespérant enfin de sa guérison, abandonnèrent leur enfant aux soins de la bonne nature, et celle-ci ne fit rien en faveur du pauvre malade. Cette difformité n'empêcha pas l'enfant de grandir, et lorsque je le vis aux bains de Saxon, en juillet dernier, c'était un grand garçon de 5 pieds et 5 pouces. Sa marche était des plus pénibles, la rétraction des muscles était au point que le jeune homme ne pouvait être qu'accroupi, les jambes fléchies sur les cuisses formant un angle aigu. Consulté sur l'état de ce malade, je pensai que des moyens chirurgicaux pourraient seuls obtenir quelque résultat dans une affection de cette nature, aussi forte et aussi invétérée. Cependant le père voulant essayer les eaux de Saxon, je ne m'y opposai pas. J'ordonnai trois heures de baignée matin et soir, et deux douches de demi-heure chaque. Après 15 jours de ce traitement, l'amélioration était sensible, l'extension arrivait à l'angle droit. Vers le 35me jour Michelet pouvait atteindre la station presque verticale.

VIme Observation. — Monique Roduit, 23 ans, scrofuleuse, après une série de maux tous dépendants de sa mauvaise constitution, était en proie depuis deux ans à une ophthalmie qui cédait en partie après un traitement suivi, pour récidiver à la moindre cause occasionnelle. Les paupières étaient le siége d'une inflammation chronique habituelle, la conjonctive injectée, et une large taie s'étendait sur la cornée de l'œil droit. Les glandes maxillaires engorgées menaçaient d'entrer en suppuration, la menstruation était très-irrégulière et souvent n'avait pas lieu. Le traitement consista en trois verres d'eau pour boisson, le matin à jeun, deux bains par jour d'une heure et demie chaque, l'eau pure de la source en collyre, et tous les jours une douche de 10 minutes sur le ventre. Cela suffit pour rendre aux époques leur type normal, provoquer l'entière résolution des engorgements glandulaires et guérir une ophthalmie qui avait résisté à beaucoup de moyens.

VIIme Observation. — Marie Monet, 31 ans, née de parents psoriques, a perdu deux frères qui l'un et l'autre sont morts d'une phthisie tuberculeuse à l'âge de 15 et 19 ans. Dans son jeune âge elle eut à supporter les maladies de l'enfance et particulièrement des engorgements des glandes sous-maxillaires qui ont suppuré pendant longtemps, des croûtes sur la tête, etc. A l'âge de 13 ans elle contracta la gale qui, traitée par des frictions et repoussée intérieurement, lui laissa une foule de maux dont elle savait à peine donner le détail. Une toux sèche avec légère douleur sous l'omoplate gauche, une dartre humide derrière les oreilles et un sentiment de brûlure avec sécheresse dans les narines. Les forces digestives étaient tellement affaiblies, que les aliments les plus légers n'étaient pas supportés. Les menstrues étaient précédées et suivies d'une leucorrhée âcre qui corrodait les parties génitales, et enfin une douleur s'était logée dans l'articulation coxo-fémorale gauche qui, à la moindre cause, obligeait la malade à se coucher.

C'est avec ce cortége de symptômes morbides que Marie se présenta chez moi, avec l'intention de prendre les eaux de Saxon auxquelles elle avait la plus grande confiance.

Ne doutant nullement de la cause qui entretenait tous ces maux, je fus d'avance persuadé que ces eaux lui auraient fait le plus grand bien. La malade fut d'abord soumise à un régime doux et à l'usage du petit-lait. Elle prit tous les matins, à jeun, un demi-verre d'eau pure de la source. Cette faible dose ne put cependant être supportée, la malade disait qu'un quart d'heure après cette boisson, elle ressentait un grand poids sur l'estomac. Cet inconvénient n'eut pas de durée et après qnelques jours trois verres passaient bien, provoquaient l'appétit et facilitaient la digestion.

Les bains furent portés à 2 heures, matin et soir, et provoquèrent bientôt une poussée générale ressemblant à une véritable gale. Des injections furent pratiquées trois fois par jour, et la douche pendant un quart d'heure sur l'utérus et l'articulation douloureuse. Pendant ce traitement tous les symptômes augmentèrent tellement d'intensité que je dus le suspendre et confiner la malade au lit pour deux jours. La toux seule céda en partie après l'énorme poussée qui inquiétait la malade, désespérée de n'avoir jamais été aussi mal. Je la rassurai parce que je ne voyais là qu'une réaction salutaire de tout l'organisme. Peu de jours suffirent pour tranquilliser la malade, qui se sentit passer insensiblement dans un état qu'elle n'avait pas connu depuis longtemps. L'appétit se prononçait, la digestion était plus facile, la douleur de la hanche diminuait tous les jours, et la toux se calmait. Après 28 jours, Marie quitta les bains, satisfaite d'une si grande amélioration, et un mois après elle m'annonça son entier rétablissement. Les fleurs blanches ne disparurent que deux mois plus tard pendant lesquels j'avais fait continuer les injections avec l'eau de la source.

VIIIme Observation. — Mme Robatel, heureusement accouchée, nourrissait son enfant qui mourut peu de temps après. Cette perte, jointe à d'autres circonstances, fut suivie de la disparition totale du lait et d'une douleur continue fixée dans la région iliaque gauche. Peu de jours se passèrent, et l'extrémité du même côté perdit de sa sensibilité et de sa chaleur. Les articulations n'eurent bientôt plus de jeu et tout le membre devint comme paralysé. Mme Robatel, se trouvant bien d'ailleurs, était réduite à garder le lit à cause de l'impossibilité où elle était de faire le moindre usage de sa jambe. Beaucoup de moyens furent employés pour triompher de cette inertie, et après deux mois d'un traitement infructueux la malade commençait à désespérer de son état. Son mari qui, pour un rhumatisme ambulant, prenait les eaux de Saxon, qui lui faisaient le plus grand bien, voulut essayer le même remède pour sa femme. Celle-ci fut transportée immédiatement aux bains, qu'elle prit régulièrement deux fois par jour, ainsi que la douche sur le membre paralysé. L'effet dépassa toutes mes prévisions, car au troisième jour Madame put étendre sa jambe dans l'eau. Le sixième, je la trouvai s'essayant dans sa chambre avec un bâton, et le quinzième elle se transportait aux bains, à pied, avec le secours d'une béquille qui bientôt ne fut plus nécessaire ; de manière que la durée d'une baignée ordinaire suffit pour rendre la force et le mouvement à un membre qui les avait entièrement perdus. Mme Robatel en rentrant chez elle étonna toutes les personnes qui avaient connu son état et qui ne pouvaient ensuite en croire à leurs yeux.

IXme Observation. — Mme Perrig souffrait de douleurs abdominales auxquelles les eaux de Louëche n'avaient rien changé. Ayant ouï parler de quelques guérisons remarquables faites aux bains de Saxon, elle se présenta chez moi dans l'état suivant : digestion pénible, nausées, goût amer, langue constamment chargée, teint jaunâtre, terreux, constipation avec douleur sourde et profonde dans la région du foie ainsi que dans la fosse iliaque droite, s'étendant le long de la cuisse du même côté. Le toucher sur les ovaires provoquait de la douleur, on sentait un gonflement considérable des deux côtés de la matrice. Mon diagnostic porta : hépatite chronique avec engorgement des ovaires. Le traitement commença par deux verres d'eaux en boisson le matin; un bain de demi-heure, et douche sur le foie, les ovaires et l'utérus. La boisson fut augmentée graduellement et portée à six verres, dose qui provoqua d'abondantes évacuations tant par les selles que par les urines. La durée des bains fut ensuite d'une heure et demie deux fois par jour. La digestion devint plus facile et se rétablit entièrement, les selles furent normales, l'abdomen s'affaissa, les douleurs disparurent, et Mme Perrig bénit le hasard qui l'avait conduite aux eaux. Son mari m'écrivit six mois après : « Grâce à vos eaux merveilleuses ma femme est toute rajeunie et « ne s'est jamais mieux portée. »

Xme Observation. — Monnet (Alphonse), âgé de 14 ans avait été soigné depuis quelques années pour une tumeur blanche au genou gauche, et à son arrivée aux bains la tumeur n'avait plus le même volume mais l'articulation ne jouait pas, les muscles étaient rétractés et la jambe formait presque un angle droit sur la cuisse; le jeune homme ne pouvait marcher qu'à l'aide de béquilles. Trente jours de bains, de douches et de frictions firent un tel effet qu'à la fin de la baignée le jeune homme atteignait le sol avec la pointe du pied, sur lequel il pouvait se reposer et marcher à l'aide d'un simple bâton.

XIme Observation.—Droz (Marguerite), âgée de 40 ans, que j'avais soignée pour une gastralgie chronique accompagnée d'une obstruction du foie et d'un engorgement des ovaires, se plaignait encore d'une grande difficulté de digérer. Les aliments provoquaient toujours une sensation de pesanteur avec nausée; au moindre mouvement une douleur se faisait sentir dans la région des ovaires et se promenait d'un côté à l'autre pour s'étendre ensuite dans les extrémités inférieures comme un rhumatisme ambulant. Les époques étaient irrégulières et en bien petite quantité. Je commençai le traitement par l'eau en boisson à la dose de deux verres le matin, mais cette dose ne fut pas supportée, il fallut la réduire de moitié. Deux heures de bains provoquèrent une vive réaction sur la peau et un état fébrile qui dura cinq jours. Ce n'est qu'après cette exacerbation générale que tous les symptômes s'affaiblirent.

L'appétit se prononça, la digestion se fit mieux, l'abdomen devint moins sensible. Un mois après la fin de la baignée, j'eus l'occasion de voir cette femme qui m'exprima son contentement de jouir d'un bien-être qu'elle n'avait pas connu depuis 15 ans. Les menstrues ne reprirent leur cours normal que deux mois après.

XIIme Observation. — Monique Farquet, âgée de 43 ans, se rendit aux bains de Saxon, pour combattre une douleur intercostale accompagnée d'une toux humide et d'une respiration gênée par le mouvement. La malade ayant déjà fait la baignée aux bains de Louëche, voulut absolument suivre le même mode à Saxon, c'est-à-dire porter la durée des bains jusqu'à huit et neuf heures par jour. Toutes les admonitions qu'on lui fit sur l'imprudence qu'elle allait commettre ne purent lui faire changer le plan de sa baignée.

Une réaction générale ne tarda pas à se faire sentir, la peau se couvrit d'une éruption papuleuse à laquelle succéda une rougeur générale qui en peu de jours ne fut qu'un vaste érysipèle. La fièvre devint intense, et tout me faisait craindre une congestion cérébrale contre laquelle je crus devoir diriger quelques moyens prophylactiques. La malade de son côté comprit qu'on ne pouvait pas jouer ainsi avec un remède actif, se soumit à mes ordonnances, et, avec beaucoup de soins, tout se passa heureusement. Tandis que la poussée monstre fit son cours, la douleur intercostale disparut et avec elle l'embarras de poitrine.

XIIIme Observation. — Filinger, gendarme, ne pouvait plus suivre son service à cause d'un ulcère rongeant à la jambe gauche. Une douleur de brûlure s'irradiait jusqu'à l'aine après chaque course qu'il était obligé de faire. Quatre bains suffirent pour changer entièrement l'aspect de cet ulcère, dont la guérison fut assez avancée après douze jours pour que Filinger ait pu reprendre son service et le continuer depuis.

XIVme Observation. — Marie B., âgée de 28 ans, se présenta chez moi avec les symptômes d'une affection syphilitique caractérisée par un ulcère au voile du palais, un écoulement par le vagin, et un second ulcère dans l'intérieur de la grande lèvre gauche. N'attendant rien de l'usage des eaux pour une maladie de cette nature, je proposai un traitement spécifique, mais, avant tout, la malade voulut obstinément prendre les bains. A dire vrai, je n'en fus pas fâché par l'observation toute nouvelle qui se présentait. Pendant les 15 premiers jours de l'usage des eaux en bains et en injections, je ne vis d'autre changement qu'une sécrétion plus abondante sur les ulcères, et un écoulement plus considérable par le vagin. Cependant les deux ulcères loin d'avoir gagné du terrain semblaient se rétrécir, et leurs bords s'égaliser, tandis que le fond devenait rouge et annonçait un mouvement de reproduction. Après 25 jours de ce traitement, l'écoulement avait cessé, et des deux ulcères il n'en restait qu'une légère trace à la grande lèvre. N'ayant pas eu de nouvelles depuis lors, j'ignore si cette guérison s'est soutenue.

XVme Observation. — La femme Vadi avait été soignée avec assez peu de succès pour une éruption psorique siégeant particulièrement sur les doigts, les mains et les poignets, s'étendant encore sur les avant-bras. Les mains étaient sillonnées de gerçures, de crevasses, et les avant-bras couverts de papules contenant une hu-

..ueur âcre. Les boutons devenaient parfois confluents et se présentaient sous la forme d'une dartre pustuleuse. La démangeaison était vive, les articulations se prenaient, et l'usage des mains était bientôt impossible. Quelques jours de bains déterminèrent une poussée générale de la même nature que les boutons des bras, et si abondante que la femme croyait que son mal empirait. Elle fut bientôt désabusée, car les gerçures disparaissaient tous les jours à vue d'œil, les mains acquéraient leur souplesse, et en moins de quatre semaines la guérison a été complète.

XVIme Observation. — Jean Guerraz, âgé de 70 ans, est en proie depuis nombre d'années à une affection psorique générale, ayant son siége principal sur les extrémités sans que le tronc en soit tout-à-fait exempt. Cette maladie le met de temps à autre dans un état insupportable. Les jambes deviennent œdémateuses, d'un rouge érysipélateux, brûlantes, avec une démangeaison si forte qu'il est obligé d'en venir à des moyens violents pour les frotter et finit par faire jaillir le sang. Les bras sont dans le même état moins la rougeur érysipélateuse. Beaucoup de moyens ont été mis en usage sans résultat satisfaisant, les bains de Lavey ne procurèrent qu'un faible soulagement. Aussitôt que le malade eut connaissance des brillants succès qu'obtenaient les eaux de Saxon dans les maladies de la pean, il voulut en faire usage. Les deux baignées qu'il fit en 1840 et 1841 ne l'ont pas radicalement guéri, mais il s'en est suivi une amélioration telle que la maladie, de grave qu'elle était, et surtout insupportable pour lui, n'est plus qu'une légère indisposition.

XVIIme Observation. — Nicolier (Joseph), âgé de 23 ans, a eu dans son enfance les maladies propres à cet âge, entre autres des croûtes à la tête jusqu'à l'âge de 15 ans où il contracta la gale. Des onguents, des purgatifs et autres firent, comme l'assure Nicolier, justice de cette éruption ; cependant de temps à autre il survient à la partie interne des cuisses, sur les avant-bras et la poitrine une démangeaison très-vive suivie peu après de boutons. Une toux sèche s'est établie depuis deux ans, et le malade commençait à avoir une expectoration muqueuse le matin à son réveil. Je voulus lui faire comprendre que tous les symptômes actuels n'étaient autre chose qu'une gale mal soignée qui n'avait fait que changer de forme, mais toute mon argumentation ne put le convaincre. Il se contenta de réclamer les bains de Saxon pour une *ébullition de sang*. Après trois jours de baignée, l'affection psorique se montra sur toutes les parties du corps ; trois énormes furoncles se développèrent et suivirent leur cours, tandis que la toux changeait entièrement de nature par la boisson, six verres par jour. Il survint une abondante expectoration d'un goût aigre, qui après dix jours diminua considérablement, comme la poussée générale termina son cours. Le malade quitta les bains délivré de son affection psorique qui n'a pas reparu.

XVIIIme Observation. — M. Robatel, âgé de 25 ans, avait eu une fièvre rhumatismale des plus intenses qui l'avait tenu alité pendant six semaines, et réclamé un traitement antiphlogistique des plus énergiques. Malgré tous les moyens qui avaient été mis en usage, le malade conservait une douleur sourde dans les articulations et une raideur telle qu'il ne pouvait se tenir debout. La convalescence s'annonçait être longue. L'impatience du jeune homme lui fit réclamer les bains qui avaient, à sa naissance, produit de fort beaux résultats dans des cas analogues. J'y consentis d'autant plus volontiers que j'en attendais le meilleur effet. En effet, M. Robatel recouvra dans le terme de trois jours toute la liberté de ses mouvements ; ses douleurs étaient à peu près nulles.

Une nourriture trop abondante, l'usage d'un vin généreux et quelques autres imprudences provoquèrent une rechute qui réclama l'emploi de la saignée et la suspension des bains. Un traitement de quelques jours le remit dans l'état où il se trouvait avant de commencer la baignée. Celle-ci put être reprise avec le même succès, quoique plus lentement, et ce ne fut que peu de temps après la fin de la baignée que M. Robatel fut entièrement rétabli de sa longue maladie.

XIXme Observation. — Marie N. était sujette à des spasmes hystériques : cet état se liait à un dérangement dans les fonctions utérines. Ses époques paraissaient faiblement à des intervalles irréguliers, et chaque apparition était précédée d'une leucorrhée âcre qui exfoliait l'épiderme des parties génitales. Cette fille avait eu la gale à l'âge de six ans, et depuis lors, c'était une ophthalmie de quelques semaines, puis des croûtes dans les narines ou derrière les oreilles, des furoncles presque habituels jusqu'à l'âge de puberté où la maladie abandonna la tête pour envahir le système utérin. Divers traitements avaient été mis en usage avec assez peu de succès. Les eaux de Louëche et celles de Lavey avaient procuré quelque amélioration dans le système nerveux sans avoir pu combattre avec assez d'énergie la maladie qui s'était emparée de tout l'organisme. Ce cas m'intéressait d'autant plus que j'y voyais un ennemi profondément caché qui avait déjà revêtu bien des formes différentes. Huit jours avant la baignée et pendant la durée de celle-ci, la malade fut soumise au régime le plus sévère.

Le traitement comprit les eaux en boisson, en injections, en bains et en douches sur le ventre et sur l'épine dorsale. La température des bains fut élevée aussi longtemps que la poussée parcourut ses périodes et jusqu'à ce que la crise cutanée fut terminée. Alors je fis baisser la température graduellement jusqu'à 20 degrés, et administrer des douches froides. Le succès de ce traitement dépassa mon attente, car les fonctions utérines se sont rétablies et régularisées, les fleurs blanches ont disparu avec les accès de nerfs, et cette fille jouit aujourd'hui d'une bonne santé.

XXme Observation. — M. le chanoine Roll, âgé de 77 ans, curé dans le canton de Fribourg, après avoir éprouvé quelques atteintes de rhumatisme vague qui plus tard s'était fixé sur les articulations, était enfin dans un état de raideur qui l'empêchait de fléchir les genoux. Les mouvements de son corps ne se faisaient qu'avec peine. L'espoir de se délivrer de ses douleurs et de retrouver un peu plus de souplesse qui lui eût permis de remplir les devoirs de son ministère, le conduisit aux bains de Saxon. A sa première visite, M. le chanoine me parla d'une autre infirmité plus grave et contre laquelle, à son âge, il n'espérait pas trouver de moyens. C'était une incontinence d'urine qui allait toujours croissant, et qui l'aurait bientôt réduit à ne pouvoir sortir de chez lui. Cette circonstance me fit craindre l'usage des bains chauds, mais considérant l'action vivifiante des eaux, je consentis à leur emploi. Quelle ne fut pas ma surprise en apprenant qne pendant le premier bain, dont la durée fut d'une heure, M. Roll n'avait pas lâché une goutte d'urine. Je n'avais pas de foi à une aussi prompte amélioration, qui cependant était réelle, car elle alla tous les jours en augmentant au point qu'à la fin de la baignée cette incommodité avait disparu. La souplesse des membres revint aussi graduellement, car après quelques jours de bains le malade put aller dire la messe à l'église du village, qui est située en haut de la colline à une demi-heure des bains.

XXI Observation. — Benjamin Bruchez avait une fièvre intermittente tierce, caractérisée par des maux de tête, malaise général, tiraillements dans les membres, frissons suivis d'un froid interne accompagné d'un tremblement de tout le corps. Cet état durait environ deux heures, après quoi il survenait une grande chaleur et une sueur abondante. Bruchez, qui avait vu plusieurs personnes atteintes de fièvres, se guérit en buvant abondamment de l'eau de la source, et se mit à la diète absolue, et pendant plusieurs jours en avala de quatre à six litres par jour. Prise à cette dose, cette boisson lui procura d'abondantes évacuations par les selles et les urines ainsi qu'une éruption de boutons sur tout le corps. Depuis que ce traitement fut commencé le malade eut encore un accès, mais qui fut le dernier. J'ai recueilli plusieurs cas semblables de fièvres intermittentes guéries de la même manière.

XXIIme Observation. — Pierre Anselme Michelod, âgé de 23 ans, contracta la gale en 1828, qu'il traita par des onguents en frictions et des purgatifs. L'éruption psorique disparut momentanément et l'individu se crut guéri : quelque temps après il reparut de la démangeaison et des boutons épars sur tout le corps. Dans cet intervalle je fus consulté et déclarai l'existence de la gale. Je voulus commencer un traitement spécifique, mais le malade ne crut pas à mes paroles, et ne suivit pas mes ordonnances. En juin 1840, je le revis réclamant mes soins pour une maladie qui lui donnait de l'inquiétude. Il me dit que depuis un an la démangeaison et les boutons avaient totalement disparu, tandis que tous les jours il sentait la respiration devenir plus courte. En effet, celle-ci s'opérait difficilement, d'une manière laborieuse et avec un râle sibilant: c'était pénible de l'entendre parler. La cause de cet asthme n'était pas douteuse pour moi, et je n'hésitai pas à lui conseiller les eaux de Saxon. Après le troisième bain, le vice psorique, qui avait abandonné la peau pour se fixer sur les poumons et les bronches, reparut largement. Tout son corps devint couvert de boutons semblables à la gale, tandis que la respiration devint plus facile et que les poumons en éprouvèrent un prompt soulagement. L'individu ne put prendre que dix bains, des affaires de famille l'obligèrent d'interrompre sa cure. Il emporta néanmoins de l'eau dont il fit usage chez lui en boisson, huit verres par jour, et cette dose provoqua une véritable crise par les urines. Trois mois après, je le revis jouissant d'une assez bonne santé. Cette observation nous prouve qu'un miasme psorique n'abandonne jamais spontanément sa proie ; s'il quitte son siége primitif, la peau, ce n'est que pour envahir un organe plus important. Elle nous prouve, en second lieu, l'action antipsorique de nos eaux.

En partant de Genève par le bateau à vapeur, on peut aller facilement coucher aux Bains de Saxon ; comme des Bains on se rend en un jour au grand Saint-Bernard ou à Chamounix.

www.ingramcontent.com/pod-product-compliance
Ingram Content Group UK Ltd.
Pitfield, Milton Keynes, MK11 3LW, UK
UKHW020450220726
13923UKWH00005B/2463

9 782019 662561